重预防，懂应对

老年
常见病应急手册

魏 琳　林美珍　主编

SPM

南方出版传媒

广东人民出版社

·广州·

图书在版编目（CIP）数据

重预防，懂应对：老年常见病应急手册 / 魏琳，林美珍
主编 . — 广州：广东人民出版社，2017.12（2018.11重印）
ISBN 978-7-218-11772-0

Ⅰ . ①重… Ⅱ . ①魏… ②林… Ⅲ . ①老年病—
常见病—防治—手册 Ⅳ . ① R592-62

中国版本图书馆 CIP 数据核字 (2017) 第 111500 号

ZHONG YU FANG, DONG YING DUI: LAO NIAN CHANG JIAN BING YING JI SHOU CE

重预防，懂应对：老年常见病应急手册

魏 琳 林美珍 主编

出 版 人： 肖风华

责任编辑： 林小玲 黎 捷 沈晓鸣
装帧设计： 广州六宇文化传播有限公司
Guangzhou Liuyu Culture Communication Co., Ltd.
责任技编： 周 杰 吴彦斌

出版发行： 广东人民出版社
地　　址： 广州市大沙头四马路 10 号（邮政编码：510102）
电　　话： (020) 83798714（总编室）
传　　真： (020) 83780199
网　　址： http://www.gdpph.com
印　　刷： 广州市穗彩印务有限公司
开　　本： 889mm×1194mm 1/32
印　　张： 2.75 字　数： 100 千
版　　次： 2017 年 12 月第 1 版 2018 年 11 月第 2 次印刷
定　　价： 15.00 元

如发现印装质量问题，影响阅读，请与出版社 (020-83791686) 联系调换。
售书热线： (020) 83795240

本书编委会

主　委：张忠德　　张广清

主　编：林美珍　　魏　琳

副主编：吴巧媚　　叶　红

编　委（以姓氏笔画为序）：

邓秋迎　叶日春　朱　晶　庄　平

李晓辉　宋成龙　林丽君　周春姣

郑晓捷　胡喜燕　聂　芳　莫苗苗

龚小珍　梁桂兴　彭素清　傅秀珍

谢阳春

合作机构：

广州市慈善医院医养结合研究院

前 言
qian yan

中国现有老龄人口已超过 1.8 亿，且每年以近 800 万的速度增加，有关专家预测，到 2050 年，中国老龄人口将达到总人口的三分之一。老年人口的快速增加，对老年人的生活照料、康复护理、医疗保健等需求日益凸显。

健康保健是老年人生活中关注的要点，老年人疾病急性发作病情常不稳定，可急剧恶化、变生他病，因此，老年人如何应对疾病急性发作及其处理问题尤为重要。老年人常见疾病急性发作如能做到自我诊断、准确识别、及早预防、迅速应对，就能赢得宝贵的急救时间，化险为夷。

目前很多相关书籍学理深奥晦涩，难为非专业人员所认识与掌握，更难解决家庭中老人常见疾病急救处理不及时所带来的问题。本书根据老年人的特点，采用案例式讲解，以生活中实际问题为导入，找出老年人常见急性发作的疾病和具体应对方法，以案例重现为情景，通过简单情景对话，拉近读者距离，内容通俗易懂、图文并茂，深入浅出，科学性、实用性强，适合广大老年人。

编写组在系统梳理近十年来收治的老年需急救近三千

例患者后，挑选具有代表性的老年急救案例。章节设置简洁明了，收集最常见突发危重疾病，如急性心肌梗死、急性脑梗死、哮喘急性发作、鱼刺卡喉等等。例如通过一名突然发作急性心肌梗死患者的情景对话，引导读者如何自我诊断急性心肌梗死？如何快速识别？有何危害？居家急救方法？哪些人容易发生急性心肌梗死？诱发因素？怎么预防？还有"注意事项"等板块，提醒读者针对该疾病进行急救时，切勿实施错误的急救方式，以期有助于老年人快速掌握急救知识。我们希望该书的出版，能为读者提供急救知识，进一步提高老年人健康水平，为人类的健康事业做出贡献。

最后，感谢所有参编的一线医护工作者，她们以求真务实的科学态度、坚忍不拔的意志，在繁重的临床工作之余，积极投身书稿的编写工作，付出良多。

编写组

2017 年 7 月 16 日

老年常见病应急手册

目 录
mu lu

重预防，懂应对

老年常见病应急手册

重预防，懂应对

急性心肌梗死

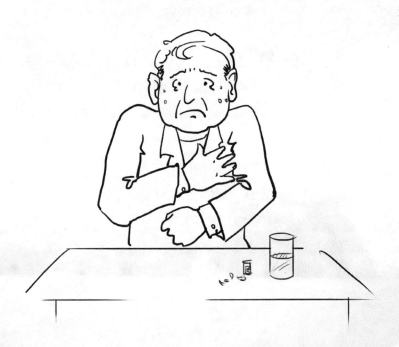

刘老伯每天上午都到公园和老王下象棋,今天怎么没见呢?他平时都很早到,于是,打个电话给他。接电话的是他儿子,说:"我爸爸住院了,急性心肌梗死,在重症室急救,没那么快出院。""怎么回事呀?平时偶尔听老王说劳累、情绪激动时会有点胸闷,但没这么严重呀?""他昨晚前与邻居发生口角,大发雷霆,随后胸口剧烈疼痛,大汗淋漓,面色苍白,持续半小时不能缓解,就紧急拨打120,送到医院,医生说还好及时送到医院,晚点就没命了"。"这么严重,保重身体,早日康复"。

晚上,刘老伯马上问自己在心内科做医生的儿子,"我天天和老王下象棋,他人好好的,怎么一发病就这么严重,急性心肌梗死到底是什么病?发作时怎么办?"刘医生说:"好,我现在给您讲解一下急性心肌梗死这一疾病。"

急性心肌梗死的发病越来越常见,近年来我国呈明显上升趋势,每年新发病者至少50万,现患病者至少200万。

（一）急性心肌梗死如何自我诊断？

1. 典型症状：胸痛、呼不上气

休息或舌下含服硝酸甘油片不能缓解。心绞痛患者有新出现的或加重的心慌、气短、胸闷、胸痛、头晕、四肢麻木无力等情况。

2. 发作时间：典型的一般持续 30 分钟以上

但超过 15 分钟的发作也需要高度重视。有的患者发作只有几分钟，但发作非常频繁，虽然可能不算心梗，但却极有可能短期内发展成心肌梗死，建议参照心肌梗死处理。

3. 心梗前兆：胸闷

多数病人在发病前 1 周出现气短、心前区隐痛、紧缩或压迫感等，或平素心绞痛发作程度重。

4. 心梗不典型表现

有 20%～30% 的病人症状不典型，如有不适，应及时就诊！

是不是所有发生急性心肌梗死的患者，都可能首先出现胸痛症状？并非如此！当出现以下五大症状之一或多个时，应高度怀疑为心肌梗死。

（1）疼痛：多为胸前区压榨样痛或紧缩感，也可表现为颈部紧缩感、牙痛、上腹痛等不典型疼痛，甚至可以放射至左肩痛和手指痛。

警惕不明疼痛：

①左肩痛

②背部痛

③左侧小指痛

④下牙痛

⑤下颌痛

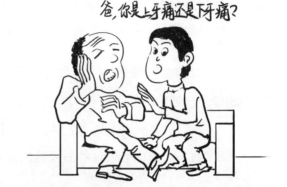

（2）心慌心悸：突然发生心律失常，患者可表现为心悸、头晕，严重者甚至意识丧失等，如果出现严重心律失常，往往是心源性猝死的主要原因。

（3）低血压或休克：多表现为头晕、乏力，严重休克可于数小时内致死。

（4）心力衰竭：主要表现为呼吸困难、咳嗽、烦躁，甚至不能平卧等。

（5）消化道症状：部分病人在发病早期，可伴有恶心、呕吐、上腹胀痛等不适。

5.心绞痛与心肌梗死的区别

冠心病患者正确区分心绞痛和心肌梗死尤为重要，因为心绞痛可采取措施缓解，而心肌梗死应立即到医院诊治抢救。心绞痛和心肌梗死的识别并不难，一般来讲，心绞痛有三大特点：

（1）胸前区（胸骨上中段后部）压迫、紧缩样绞痛持续时间不超过15分钟。

（2）发作前常有诱发因素，休息后绞痛逐渐缓解。

（3）舌下含服硝酸甘油片后绞痛迅速缓解。

急性心肌梗死有四大特点：

（1）心前区心绞痛剧烈，难以忍受，常伴有烦躁不安。

（2）心绞痛持续时间超过15分钟，有的可达半小时或更长。

（3）休息后心绞痛不减轻。

（4）舌下含服硝酸甘油片后心绞痛不缓解。

（二）急性心肌梗死有何危害？

急性期可并发心律失常、心脏衰竭、心源性休克，甚至死亡。

（三）居家急救方法

要及时发现急性心肌梗死，尽早治疗。但是一定要知道，急性心肌梗死是病人自己无法处理而且死亡率很高的病，所以尽快到医院是上策，宁可不是也不要漏过。

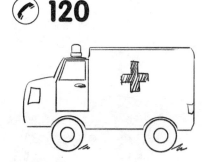

1. 呼 120 急救

了解附近能提供 24 小时服务的医院所在，及时与当地急救中心或心脏中心联系，或由他人尽快送至医院进行治疗。

2. 立即休息，控制情绪

一旦发生，必须认真对待，患者首先应卧床或者就地平卧，不要随意搬动，更不能勉强扶病人去医院。保持安静，避免精神过度紧张。情绪激动和活动会造成心脏耗氧量增加，加重病情。有条件的家庭可立即给予吸氧。

3. 慎用硝酸甘油片

部分急性心肌梗死患者会出现低血压，含服硝酸甘油片后病情可能会加重，最好先测血压，明确血压不低后再使用。如果没有测量血压的条件，自测脉搏较弱、头晕、有大汗淋漓情况的病人也不要盲目服用。如可以用硝酸甘油片，则舌下含服 1 片，若不缓解，5 分钟后可再含服 1 片，一般含服 2 次，并尽早去医院就诊。

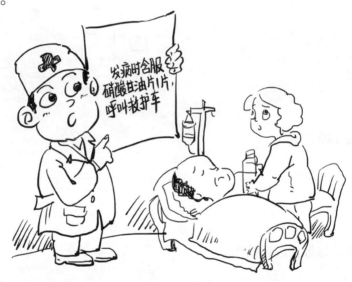

4. 备好就诊资料

高危病人的病历、医保卡和既往的心脏病资料定点放置，家属都应知道，万一发病可以迅速取用。病历有直系亲属联系方式，以便联系家属。

（四）高危人群

（1）以前患有心肌梗死的病人。

（2）有冠心病且心绞痛发作较为频繁的病人。

（3）有冠心病且家族中有人有心肌梗死或猝死的病人。

（4）高血压、糖尿病、高血脂、缺乏运动、吸烟酗酒、肥胖、高龄、家族史等都是引发心血管病的高危因素。

（五）诱发因素

大多数病人发病前可能有较大的活动量，尤其是在突然用力后、情绪激动、受惊吓、饱餐、忽然受凉等情况下出现。

（六）注意事项

（1）发病早期要尽快联系急救人员，不要纠结要不要去医院，时间就是心肌，时间就是生命。

（2）心肌梗死时患者首先应立即停止一切活动，坐下或卧床休息，禁止奔走呼救或步行去医院。如在室外，应原地蹲下休息。因为静止可以减少心脏的负荷，从而减少心肌耗氧量，延缓心肌细胞因缺氧而坏死。

（3）心肌梗死时，患者和家属要冷静并保持室内安静，不要慌忙送往医院，要帮助患者就地平卧进行家庭急救。禁忌剧烈搬动，因为在这种情况下各种轻微的活动都会增加心肌工作量，从而增加心肌耗氧量和加重心肌缺血，继而可引起严重的心律失常，甚至猝死。

（4）精神应放松，不要过分紧张。急性心肌梗死患者普遍有恐惧、焦虑、悲观等心理，要及时引导鼓励患者，告诫其少说不动，静卧休息，翻身、进食、排便均由他人帮助完成，排便不能用力，尽量床上大小便。

（5）如在冬季野外发病时应注意保暖。

（6）高危患者应常备急救药物：硝酸甘油片，并注意药物的有效期。外出时，应随身携带硝酸甘油片等急救药品和写有自己姓名、家庭住址、联系电话及既往病史的卡片。

（7）正确使用硝酸甘油片：硝酸甘油片是处方药，是缓解心绞痛的药物，不是一般的急救药物，应遵医嘱备药和使用。最好先测血压，明确血压不低后再使用，并尽快去医院就诊。

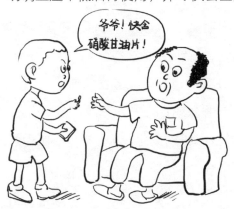

（8）不要自行服用阿司匹林：阿司匹林服用后需要几十分钟才起作用。如果病人不是心肌梗死发作，而是其他疾病引起疼痛，可能给后续处理带来麻烦，比如胃部疾病、主动脉夹层、需要外科紧急处理的其他疾病。如果病人血压过高，服用大剂量阿司匹林有脑出血的风险。所以阿司匹林还是交给医生来决定是否服用比较好。

（9）平时要告知直系亲属自己心脏病的情况，以免自己无法描述时家属无法告知医生相关情况。或者记一个日志，把每天服用的药物，血压、血糖的数值等记下来，同病历资料放在一起。

（10）心脏病患者家庭备血压计、必要时备吸氧设施（如氧气瓶或制氧机）。

（七）预防措施

1.以下预防措施亦适用于心绞痛患者，为便于记忆可归纳为以A、B、C、D、E为符号的五个方面

A.抗心绞痛治疗，硝酸酯类制剂。

B.控制好血压。

C.控制血脂水平、戒烟。

D.控制饮食、治疗糖尿病。

E.普及有关预防冠心病的健康知识，包括患者及其家属，鼓励有计划的、适当的运动锻炼。

2.冠心病的教育方面，要做到"一控一管"；定期到医院复查，评估治疗效果也很重要

（1）"控"血压血脂血糖。

① 控制血压。

② 控制血脂。

③ 控制血糖。

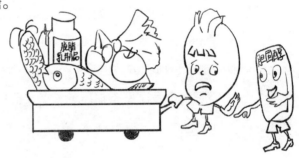

（2）"管" 生活方式。

①合理饮食，控制体重。

在日常饮食中您应做到"三多三少"。

三多：A. 多吃新鲜水果、粗粮等。

   B. 多吃豆制品。

   C. 多吃不饱和脂肪酸（鱼类、植物油等）。

三少：A. 少脂：少吃肥肉、动物内脏等高脂肪类食物。

   B. 少食：每日应控制总热量、少吃多餐，达到或维持合适体重。

   C.少盐：每日食盐摄入量应小于 6 克。

②适当运动，贵在坚持。

A. 多运动不能避免心肌梗死，正常作息也不能避免心肌梗死。避免对抗性的竞技运动，运动的方式因人而异，一般可选择散步、慢跑、打太极、八段锦等为宜。运动量要适当，可根据您的身体状况而定。运动结束后以不感到疲劳为适度。运动要量力而行、循序渐进，贵在坚持。

B. 运动时间和频率也要掌握好。建议每周运动三至五次，每次运动半小时到一小时。切记运动前不要吃得太饱，饭后不能马上运动。运动强度则要根据年龄分别计算。例如，60岁以下的患者，运动适宜公式为"心率（次/分）=180-年龄（岁）"；60岁以上，公式为"心率=170-年龄（岁）"。

③戒烟限酒。

④心理平衡。

（吴巧媚、胡喜燕）

急性脑梗死

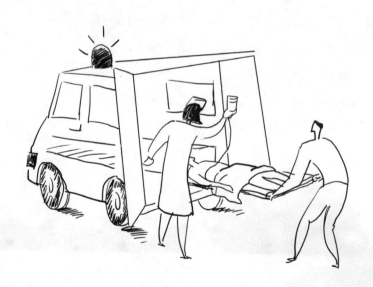

一天早上，65 岁的刘大爷刚起床就跌了一跤。自己爬起来，感觉没事就照常生活。在家里吃早餐的时候，刘大爷手中的饭碗突然掉在地上。这时，老伴注意到刘大爷嘴巴歪了，说话不利索，而且出现轻微瘫痪，于是立即拨打了 120。由于发现及时，刘大爷很快得到了有效救治。

　　刘大爷的幸运，得益于他老伴此前刚刚接受的一次社区健康教育，即社区医院举办的"中风快速识别"急救知识普及培训。下面由社区医院李医生为大家介绍一下急性脑梗死的相关知识。

　　急性脑梗死，又叫急性缺血性中风，是最常见的一种中风类型，约占全部中风的 60%~80%。在我国，每 12 秒钟就有 1 位中风新发患者，每 21 秒钟就有 1 人死于中风，现在至少有 700 万患者。中风已成为我国第一大致残和致死疾病，是人类健康的"第一杀手"！

（一）急性脑梗死如何自我诊断？

1. 常见先兆症状（5 个突然）

（1）突然感觉麻木或无力，尤其是一侧面部或肢体，如嘴歪，流口水，手脚无力。

（2）突然糊涂、说话困难或理解困难。

（3）突然出现一只眼睛或双眼视力变化。

（4）突然出现眩晕、走路困难或身体失去平衡。

（5）突然出现不明原因的头痛。

2. 典型的发病时间

一般在安静休息或夜间睡眠时发病，常为次晨起床时被发现。

3. 快速识别：FAST 测试（微笑、抬手、说话）

（1）F 面部：微笑，是否一侧脸没有反应。如出现面瘫、嘴歪、眼睛下垂等，则为异常。

（2）A 胳膊：平抬双手，若一侧手臂无法维持而往下掉，或者一侧手麻木无力，则为异常。

（3）S 说话：让患者说一句话，

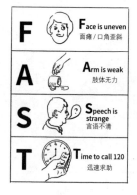

F **F**ace is uneven
面瘫 / 口角歪斜

A **A**rm is weak
肢体无力

S **S**peech is strange
言语不清

T **T**ime to call 120
迅速求助

若其说话含糊不清或无法说话，则为异常。

（4）T时间：抓紧时间，若发现以上其中一项有异常，家属应立即拨打120，同时记录发病时间。

"时间就是大脑"，急性脑梗死的救治需要争分夺秒！缺氧状态下，脑细胞数分钟内会死亡。溶栓药物能控制对大脑的损伤，但是必须在以上症状其中一项出现3个小时内给药。所以，应立即拨打120，在黄金3小时内紧急送到医院救治。千万不要先找家人商量，或以为过一会儿就没事了而不理会，而延误治疗。

（二）急性脑梗死有何危害？

急性脑梗死是我国中老年人健康的最主要杀手，是最常见的导致残疾和死亡的原因。大多数急性脑梗死患者经治疗后能够幸存，10%有严重的残疾需要长期护理，30%需要有人照顾他们的起居一整年，60%患者社交活动或户外活动受限。急性脑梗死造成沉重的经济负担，据统计，2013年我国脑梗死住院费用为398亿元。

（三）居家急救方法

1. 保持镇静

避免大喊大叫使患者紧张，加重病情。

2. 立即拨打 120 呼救

向急救人员简单叙述病情，不要选择自驾车或出租车转运，以免延误治疗。

3. 保持呼吸道通畅

将患者平卧，头偏向一侧，避免摇晃其头部。立即解开领口纽扣、领带、裤带，如有假牙应取出。如患者口鼻中有呕吐物，应设法抠出。

4. 不要擅自喂药或喂水

在没有医生明确诊断之前，不要擅自做主给患者服用任何药物或喂水（包括降压药、安宫牛黄丸等）。因为给脑梗死者喂药或喂水易发生误吸，导致吸入性肺炎，甚至窒息死亡。

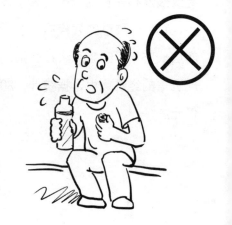

5. 可以做一些简单的检查、处理

如家中有血压计，立即测量血压，血压 ≤ 220/120mmHg 即可，不轻易降压；可用手电筒照看双眼瞳孔，观察是否等大等圆。如果家中有制氧机，可以吸氧。

6. 即使症状消失，也要及时到医院就诊

在等待救护车的时候，即使口角歪斜、言语不利、肢体麻木、乏力等症状暂时消失，患者也应该到医院接受相关检查。症状消失，说明已经发生"短暂性脑缺血发作"（TIA，俗称小中风），如不及时治疗，急性脑梗死将很难避免。

（四）哪些人容易发生急性脑梗死？

1. 短暂性脑缺血发作史者

2. 脑梗死病史者

3. 有以下 ≥ 3 项高危因素者（共 8 项）

（1）高血压　　　　　（5）吸烟者

（2）糖尿病　　　　　（6）超重或肥胖

（3）高血脂　　　　　（7）缺乏运动锻炼

（4）冠心病或房颤者　（8）有中风家族史者

（五）诱发因素

1. 季节变化：秋冬、冬春

脑梗死常年均可发病，但多在季节交替时期，如秋冬和冬春交接期是发病高峰。

2. 情绪波动

如精神郁闷、长期压抑、精神激动、过分紧张等。

3. 生活习惯和环境改变，如长途跋涉或熬夜后

4. 长期卧床或安静睡眠中脑供血、供氧不足时

5. 长时间禁水、禁食导致血液浓缩时

6. 饮食不节（暴饮暴食、饮酒不当）

（六）错误观念

误区一：定期打通血管针可预防脑梗死

目前还没有科学研究来证明输液预防的方法是有效的，单靠短期输注一两种药物是不能起到预防作用的。

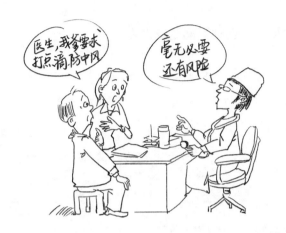

误区二：脑梗死发病突然，无法预防

在脑梗死发病前往往有许多先兆，比如前面提到的5个突然：突然面部或单侧肢体麻木无力、说话不清等，用 FAST 测试（微笑、抬手、说话），可识别 90% 的脑梗死。

超过 80% 的脑梗死是可预防的，通过及时治疗相关疾病（高血压、心脏病、糖尿病、肥胖等）和改变不良生活方式（吸烟酗酒、运动缺乏等）可有效预防发病。

误区三：血压降得越低越好

血压降得过快、过低会使人感到头晕乏力。急性期（2~4周）降压治疗应缓慢，以防止由于脑血流灌注不足引起脑损伤。急性期过后，病情稳定时，在患者可耐受的情况下，最好能将血压降至 140/90mmHg 以下。

误区四：服用阿司匹林期间吃吃停停

高危患者服用阿司匹林来防治脑梗死是一个长期过程。这与阿司匹林通过抑制血小板聚集，发挥抗血栓作用有关，但由于血小板的寿命约为 7 天，随着体内血小板不断诞生，其聚集功能逐步恢复，因此只有每天坚持服用有效剂量的阿司匹林，才能防血栓。

误区五：我病好了，不用吃药了

脑梗死一年内复发率可达 25%，1/3 的人因为复发而再住院。所有脑梗死治愈后仅仅是临床症状消失，其病理基础如高血压、糖尿病或动脉硬化等并没有治好。因此，脑梗死恢复后一定要继续治疗原发病，需遵医嘱坚持长期服药，如降压药、抗血小板凝聚药（如阿司匹林、波立维）、降脂药（如立普妥）等，切忌擅自停药！

误区六：药物有毒，保健品更安全

有患者担心药物说明书上写的副作用多，发生副作用的机会也多。事实上，不良反应发生的频率和严重性与说明书写的多少没有关系，因此不要被说明书吓到。保健品的安全性未接受科学评价，有确切疗效的一定不是保健品，且保健品很贵，所以一定不要盲目相信保健品，或用保健品代替药物，而贻误病情。

误区七：脑血管狭窄都可以用支架治疗

脑血管狭窄可显著增加患者得脑梗死的风险，对于严重的血管狭窄，血管内支架治疗临床疗效显著。专家指出：并非所有脑血管狭窄患者都需要血管内支架治疗。对有症状的轻、中度脑血管狭窄患者应首选正规内科药物治疗，内科治疗无效时再考虑血管内支架治疗。盲目的支架治疗只能给患者及家属带来不必要的经济负担和心理压力，因此对支架治疗应持慎重态度。

（七）预防措施

1. 脑梗死的预防包括以下两个方面

（1）防发病（一级预防）

对从未发生过脑梗死或 TIA 的人，应及早发现危险因素，并采取综合控制。

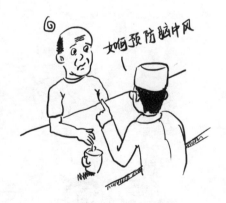

（2）防复发（二级预防）

对已发生过脑梗死或 TIA 的患者，应采取更积极的措施避免复发。

2. 一级预防可以做些什么？

（1）认识脑梗死的高危因素

脑梗死的高危因素分为：可控制和不可控制危险因素。

①可控制的危险因素有：高血压、糖尿病、冠心病或房颤、血脂异常、肥胖、缺乏运动锻炼、吸烟、酗酒、既往有外周动脉疾病史、发生过脑梗死或 TIA 史等。

②不可控制的危险因素有: 年龄、性别、心脑血管疾病家族史。

脑梗死的危险因素——可控因素

食用过多动物性脂肪

抽烟

饮酒过量

高血压及心脏病控制不当

温差过大

运动不足

脑动脉硬化

肥胖

习惯吃太咸食物

精神负担过重

糖尿病控制不当

不可控因素

1.年龄（年龄越大风险越高）

2.性别（男性比女性风险高）

3.家族（有心脑血管病家族史的风险高）

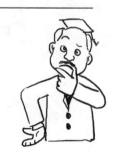

（2）定期体检，及早发现高危因素

60岁以上老年人，建议每年至少进行一次体检。尤其须检查:脑血管多普勒超声、颈动脉、椎动脉彩色B超、血脂、血压、血糖等。一些危险因素如心脏病、高血压、血脂异常等可通过定期体检来发现。正确的药物治疗以及恰当的饮食和生活习惯可以改变或控制这些危险因素。

（3）积极控制原发病是预防脑梗死的关键

①治疗高血压、糖尿病。

两者均可加速动脉粥样硬化发展，是脑梗死的危险因素。高血压患者建议每天测量血压，并做好记录，坚持按医嘱服用降压药，保持血压稳定，切忌随意停药。糖尿病患者，应注意监测血糖，按医嘱服用降血糖药物。

②治疗心脏病。

许多心脏病，包括房颤、冠心病、瓣膜病等患者发生脑梗死的危险都要比无心脏病者高2倍以上。治疗这些心脏病可以降低脑梗死的危险性。

③管理血脂水平。

管理好血脂水平，可减少27%的脑梗死。可通过调整饮食、规律运动和药物治疗，管理好血脂。

④颈动脉狭窄。

研究发现65岁以上人群中有7%的男性和5%的女性颈动脉狭窄在50%以上。无症状的颈动脉狭窄患者应主动查找狭窄病因，并在医生指导下积极采取早期干预措施。

（4）适量运动可预防脑梗死

生命在于运动，经常运动的人患脑梗死的风险可降低约30%。建议中等强度的运动（如快步走、慢跑、打太极拳等），3~5天 / 周，≥ 30分钟 / 天。活动量要适当，以不觉得劳累为宜。清晨是心脑血管事件的高发时段，不要过早晨练，最好在早饭后、下午或傍晚运动。过量运动和不符合时间规律的运动（如清晨），都有可能增加急性脑梗死的发病率。

（5）戒烟限酒

吸烟可加速动脉血管硬化，日均吸烟20支或以上者脑梗死的风险较不吸烟人群高2~4倍。饮酒过量者发生中风的风险是饮酒不过量者的1.51倍，喝酒者一定要注意控制饮酒的量，每天白酒＜ 50ml，葡萄酒＜ 100ml，啤酒＜ 250ml。

（6）合理的饮食营养、控制体重

结构合理的饮食会减少23%脑梗死发生，管理好体重会减少18.6%。重点是低盐、低油、低糖、营养均衡、控制体重、多饮水。

低盐指每人每天食盐＜ 6克（量约一个啤酒瓶盖）；低油指每人每天食油＜ 25克（约30ml）；少吃糖类和甜食；多吃蔬菜水果鱼类；多食含植物蛋白丰富的豆类制品；多饮水减低血液黏稠度。

（7）精神放松

由于精神紧张能够使血压升高，所以也间接和中风危险相联系。老年人一定要保持心态平和，避免情绪激动，大喜大悲尤不可取。

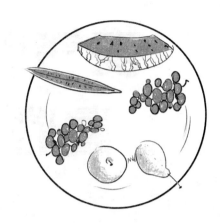

3. 二级预防可以做些什么？

（1）继续控制各种危险因素

针对患者存在的危险因素，如高血压、糖尿病、肥胖等，继续按照一级预防做好预防工作。

（2）强调按医嘱坚持长期药物防治

脑梗死强调予抗血小板凝聚药（如阿司匹林、波立维等）或抗凝血药（如华法林等）及他汀类药物（如立普妥等）进行预防。这些药物对预防脑梗死复发十分重要，脑梗死患者应按医嘱长期服药，不能擅自加药、减药或者停药。

（3）定期复诊

脑梗死是慢性疾病，康复时间比较长，患者需要定期到神经内科或中风慢性病专科门诊复诊。

（叶日春、莫苗苗）

支气管哮喘急性发作

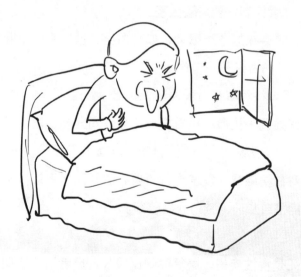

"我呼吸困难,气喘不过来!"2015年12月的某日凌晨3点,室外正是风雨交加,某医院120调度室的电话铃紧急响起,是来自某社区一位81岁独居老人陆伯的紧急求救,拥有多年急救一线经验的李医生深知寒夜时分年老哮喘患者发作的痛苦和危险,接到指令,李医生一边组织人员立即出发,一边在电话中指导陆伯立即使用家中自备的平喘气雾剂。当赶到患者家中时,只见他坐在床边,汗出明显,嘴唇微紫,喉中发出阵阵哮鸣音,但呼吸困难已经明显减轻,因为一个小小的举措为患者的救治赢得了宝贵的时间,也减轻了病人的痛苦。那么,支气管哮喘到底是怎么引起的? 有没有更好的急救措施呢? 我们先来认识一下支气管哮喘吧!

　　支气管哮喘是一种世界性疾病,患病率和病死率均呈上升趋势,全世界的哮喘患者估计为3亿,我国估计有3000万,发病率约为1.3%,患病率每十年上升40%,且每年有10多万人死于哮喘。

（一）支气管哮喘如何自我诊断？

1. 典型症状：反复发作性的呼气性呼吸困难

临床以反复发作的喘息、出现带哮鸣音的呼气性呼吸困难、胸闷或咳嗽为特征，常在夜间和（或）清晨发作，被迫采取端坐位，严重哮喘发作时表现为呼吸困难，两肩耸起，大汗，四肢冷，甚至出现严重缺氧和二氧化碳潴留，烦躁不安，唇周或指趾发绀，严重者常因呼吸衰竭或窒息而突然死亡。

2. 发作时间：发作持续时间长短不一

可经药物治疗后短时间内缓解，部分患者可自行缓解。哮喘严重持续发作达24小时以上，经用常规药物治疗无效可定义为"哮喘持续状态"。

3. 哮喘急性发作前兆

鼻、眼睑痒，打喷嚏，流涕或干咳等黏膜过敏先兆。

4. 哮喘不典型表现

非典型的支气管哮喘可以发作性胸闷或顽固性咳嗽为唯一的临床表现。

5. 支气管哮喘与慢性支气管炎和慢性阻塞性肺疾病（COPD）的区别

　　慢性支气管炎常发生于吸烟或接触粉尘及其他刺激性烟雾职业的人，尤其以长期吸烟为最常见的病因。患者大多有长期咳嗽、咳痰史，每每在寒冷季节时症状加剧。一个人如果每年持续咳嗽3个月以上，连续2年，并排除其他可引起咳嗽、咳痰的原因，即可诊断为慢性支气管炎。

　　慢性阻塞性肺疾病患者与哮喘患者一样，运动常常引起症状的发作，但两者有区别，COPD患者一般是在运动或劳作后发生喘息和呼吸困难，而哮喘患者通常是在运动过程中症状发作或加重。

慢性阻塞性肺病三大症状

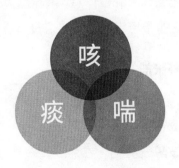

（二）支气管哮喘有何危害？

　　支气管哮喘可并发肺气肿、肺心病、呼吸衰竭、呼吸骤停、气胸、心律失常和休克。

（三）居家急救方法

一般来说，如果患者突然咳喘、胸闷、气促，而且进行性加重，平时所用的常规平喘药效果不明显时就应该到医院进行治疗，以尽快缓解症状。

1. 呼 120 急救

了解附近能提供 24 小时服务的医院所在，及时与当地急救中心联系，或由他人尽快送至医院进行治疗。

2. 半卧位休息，控制情绪，吸氧，保持呼吸道通畅

立即协助患者坐位或半卧位休息，消除恐惧心理和焦虑情绪，家中如有制氧机则立即予患者吸氧，氧流量为 2~3 L/分。

3. 立即吸入支气管舒张剂

哮喘患者家中应常备有支气管舒张剂，如硫酸沙丁胺醇气雾剂，在急性发作时立即吸入，每次 1~2 喷，可5 分钟内快速起效，药效持续 4~6 小时，最大剂量为每日给药 4 次，每次2 撤，如症状缓解不明显，可联合使用布地奈德福莫特罗粉吸入剂，每次1 撤。

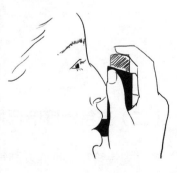

4.备好就诊资料

病人的病历、医保卡和既往的病历资料定点放置，家属都应知道，万一发病可以迅速取用。病历有直系亲属联系方式，以便联系家属。

（四）高危人群

（1）从事长期接触粉尘、动物毛发、刺激性气体工作以及长期吸烟的人群是支气管哮喘的易发人群。

（2）有过敏性鼻炎或家族中有过敏史或患有其他过敏性疾病的病人。

（3）发病高峰年龄段为 0~15 岁和 55~64 岁。

（五）诱发因素

感冒和呼吸道感染是最常见诱因，接触过敏源、强烈或长时间的体力劳动、情绪波动、冬春季节或气候多变时均易诱发哮喘发作。

（六）注意事项

（1）老年哮喘患者病情变化快，家属需特别注意患者夜间和清晨的呼吸情况，如出现鼻、眼睑痒，打喷嚏，流涕、胸闷等或出现端坐呼吸、呼吸困难应及时就诊。

（2）哮喘发作时立即协助患者采取端坐卧位或半卧位，端坐呼吸者，提供桌椅以作支撑，减少疲劳。

（3）哮喘发作时患者常存在紧张、焦虑和恐惧等心理问题，而此种心理可造成患者大量出汗、体液消耗等，进而加重病情，导致支气管进一步痉挛，良好的心理疏导可消除此种反应，使得急救效果事半功倍。

（4）哮喘发作较频繁的病人家中最好备有吸氧装置（如氧气瓶或制氧机），哮喘发作时给予氧气吸入，以改善缺氧症状，防止气道痉挛。

（5）保持呼吸道通畅，有痰者，指导患者有效咳嗽，为患者拍背，协助排痰，并鼓励患者多饮水，以利于痰液排出。

（6）患者应常备急救药物：短效 β2- 受体激动剂沙丁胺醇如万托林气雾剂，能够松弛支气管周围紧张的平滑肌，从而暂时扩张痉挛的呼吸道，可在 3~5 分钟内起效。外出时，应随身携带万托林气雾剂等急救药品和写有自己姓名、家庭住址、联系电话及既往病史的卡片。

（7）正确使用万托林气雾剂，并密切观察用药后反应。在使用气雾剂时，应将万托林气雾剂先上下摇动、嘱患者先呼气，于呼气末开始深吸气的同时吸入药物，吸气后屏气数秒，再缓慢呼出，1~2揿／次，在应用两种气雾剂时应间隔5分钟，最大剂量为每日给药4次，每次2揿，且在应用完毕后，对喷口加以擦拭，喷雾吸入后用清水漱口。对于肺功能很差和重症患者，很难真正把药吸到下呼吸道，可使用储雾罐从容吸入。

（8）平时要告知直系亲属自己的病情，以免自己无法描述时家属无法告知医生相关情况。学会记哮喘日记，把每天的症状、用药和剂量，及每天早晚峰流速值的结果记录下来。

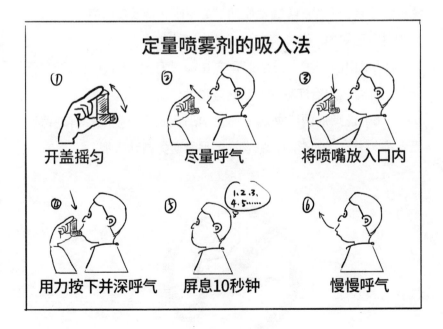

定量喷雾剂的吸入法

① 开盖摇匀

② 尽量呼气

③ 将喷嘴放入口内

④ 用力按下并深呼气

⑤ 屏息10秒钟

⑥ 慢慢呼气

（七）预防措施

1. 预防哮喘"六知道"

（1）预防呼吸道感染：注意防寒保暖，预防冷空气的刺激，注意颈、肩、后背部的保暖。

（2）去除诱发因素，避免接触过敏源：室内保持清洁，常通风换气，经常晾晒被褥、换洗床单，以避免螨虫滋生，一般不要在家里养猫、狗、花、鸟等。

（3）畅情志：学会控制情绪，避免精神刺激，以免诱发哮喘。

（4）合理饮食：饮食宜清淡，多吃蔬菜水果，多喝水，避免进食冷食、冷饮。哮喘发作期尽量不吃辛辣及鱼腥海味等食品，特别是对已知的、诱发哮喘发作的食物应禁食。

（5）中医调护：面部迎香穴按摩可有效预防感冒；三伏天天灸治疗可有效治疗哮喘，预防哮喘发作。

（6）戒烟戒酒：香烟中的化学品及吸烟时喷的烟雾对哮喘患者都会有直接的影响，患者亦要尽量避免被动吸烟。

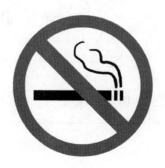

2. 哮喘自我管理"四坚持"

（1）坚持规范化治疗与用药：吸入型糖皮质激素是有效的控制气道炎症的药物，使用时勿擅自停药或减量。

（2）坚持记录哮喘日记。

	星期一		星期二		星期三		星期四		星期五		星期六		星期日	
	日	夜	日	夜	日	夜	日	夜	日	夜	日	夜	日	夜
咳嗽情况														
喘息情况														
憋气感														
鼻部症状														
可疑过敏原或诱因														
有否就医														
峰流速值														
变异率														
药名及用药剂量和次数														

（3）坚持适量体育锻炼：可进行一些轻体力运动以增强体质，提高抗病能力，如游泳、散步、打太极拳、坚持呼吸功能锻炼等。

（4）坚持到门诊复诊：即使病情稳定，也要定期 1~3 个月复诊，每 3~6 个月复查一次肺功能。

（梁桂兴、聂芳）

鱼刺卡喉

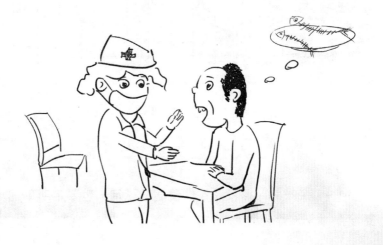

刘女士一周前到重庆游玩，进餐吃鱼时，感到一根鱼刺吞进喉咙，马上吞了几大口饭，又喝了几口醋，感觉鱼刺好像吞进胃里去了，当时好高兴，免了去医院的麻烦。次日，她感觉喉咙有点疼，以为是上火了，去便利店买了下火的凉茶喝。之后，喉咙一直有点疼，于是一直喝凉茶。几天后她回到广州，发现喉咙疼不仅加重了，而且出现吞咽痛、咽异物感，于是去广州市某三甲医院耳鼻喉科就诊，医生检查后发现刘女士的会厌谷处卡着一根鱼刺，鱼刺的大部分已扎进舌根部，且周围局部组织红肿，出现脓点。随后，医生将卡住的鱼刺取出来，竟有1厘米长。

　　吃饭时不小心被鱼刺卡在咽喉（嗓子）可以说太常见了。被鱼刺扎住非常难受，正所谓如鲠在喉。我们吃鱼的时候，如果鱼刺卡喉咙了怎么办呢？鱼刺卡喉咙危害是什么呢？我们要如何解决呢？下面就让我们一起来了解一下关于鱼刺卡喉咙的相关知识吧。

（一）鱼刺卡喉的自我诊断？

1. 典型症状：咽喉部异物感、吞咽痛

鱼刺卡喉时会出现咽喉部异物感，吞咽时有明显的刺痛，刺痛常持续固定在一个部位，病人能明确指出相应位置，而咽部静止时疼痛不明显。

2. 鱼刺卡喉的部位

鱼刺一般最容易卡在口咽部，包括扁桃体隐窝、扁桃体周围和舌腭弓、咽腭弓部，这种位置的鱼刺，张大嘴巴对着镜子或是在旁人的帮助下可能很容易看得到，但切记不要自行拿镊子或筷子去夹，这样很容易弄伤喉部，引起感染。往深处走卡在舌根部与会厌谷、咽喉两侧的"梨状窝"的鱼刺，自己一般是看不到的，也取不到，即便是医生也需要借助工具运用专业技能才能取出来。

（二）鱼刺卡喉有何危害？

鱼刺卡喉后若不及时取出，局部可因异物感染而发生局部脓肿，甚至颈深部的脓肿，并进而发展成败血症、脓毒血症等。脓肿腐蚀血管可发生大出血，后果则更加严重。

　　如果鱼刺较大或鱼刺走动下行刺破食管壁，会造成食管穿孔，随即可能发生的就是纵隔感染，食道两旁是肺，也有导致气胸的可能，如刺破食道旁的大血管，严重的甚至可导致死亡。

（三）居家急救方法

　　第一，立即停止进食，减少吞咽动作。如果是小孩，不要让其哭闹，以免将鱼刺吸入气道。

　　第二，低头大弯腰，做猛咳动作，或用一只筷子刺激咽后壁，诱发呕吐，如果鱼刺刺入软组织不深，有可能被挤压喷出。

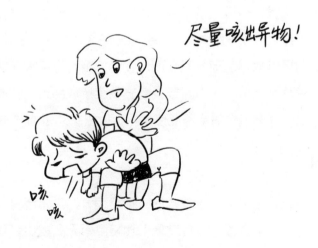

第三，如上述措施无效，可以让家人用汤匙或牙刷柄压住舌头的前部分，举起手电筒或小镜子，仔细观察喉部，发现鱼刺可用镊子夹住，轻轻拔出，忌动作粗鲁或力度过大。如卡刺者咽部反射敏感，恶心难以配合，可以让其张开嘴，发"啊"的声音，以减轻不适。

第四，如还是没有解决，就要及时到医院就诊。

（四）应急误区

1. 吞咽饭团或菜团

民间处理鱼刺卡喉最常用的方法是吞咽饭团或菜团，希望以囫囵吞枣的方式将鱼刺带入胃中，其实这样做很危险。因为咽喉食管较为柔软，用饭团挤压尖锐鱼刺，就如钉钉子一样，会把鱼刺越挤越深，刺入黏膜内。同时也可能把鱼刺推入咽喉部或食管，导致鱼刺更难取出。而且咽喉部、食管周围有许多大血管，鱼刺刺破血管后可造成大出血，或者刺破黏膜造成感染、化脓，形成脓肿。因此鱼刺卡喉后绝不能使用吞食饭团或菜团的方法。

2. 喝醋

喝醋也是很多人主张使用的一种"偏方"，希望将鱼刺软化掉。有人曾做过试验，将鱼刺置入食醋中两天后取出，鱼刺仍比较坚硬。而且喝醋时醋液在喉咙只能停留几秒钟，就进入到胃部。

因此喝醋对于鱼刺的软化也无多大意义，而且醋喝多了有灼伤口腔、咽喉及食道黏膜的可能，还会导致胃酸过多，引起胃部的不适，所以这种方法不可取。

（五）高危人群

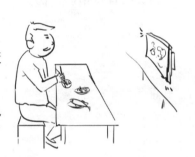

（1）老人、儿童等吞咽功能较差者。

（2）吃鱼时三心二意（如看电视、说说笑笑等）或狼吞虎咽者。

（3）中风后遗症有吞咽障碍者。

（4）佩戴假牙者。

（六）鱼刺卡喉的原因

鱼刺卡喉的原因，通常是吃饭时精神不集中，三心二意（看电视、报纸或聊天），使鱼刺混进去；有的人是在吃鱼肉时没有细嚼慢咽，大口吃鱼肉时误吞鱼刺；有的人是在喝鱼汤时没有隔渣，大口喝鱼汤时，细小的鱼刺混在鱼汤里被吞进去；还有人喜欢用鱼汤和鱼肉一起拌饭吃，尤其是一些家长，喜欢这样给小孩吃鱼，虽然仔细挑过了鱼肉里的刺，但难免有漏网之"刺"，于是引发悲剧。有些鱼本身刺比较少，人们在吃的时候容易放松警惕，被误吞的概率也很大。

（七）注意事项

1. 首先要保持镇静，初步确定是否有鱼刺卡喉

可试咽唾液几次，进行确定。因为有时进食过快，鱼刺可擦伤黏膜，造成一种鱼刺卡喉的假象，这种情形在生活中也较常见。真正鱼刺卡喉的感觉是吞咽时有明显的刺痛，刺痛常持续固定在一个部位，鱼刺卡喉者能明确指出相应位置，而咽部静止时疼痛不明显。

2. 细嚼慢咽是最健康的吃饭方式

3. 一旦被卡，最好找医生解决

（八）如何预防鱼刺卡喉

1. 做鱼先去鱼刺

鱼杀好后，用刀把鱼肉片切下来，这样鱼骨就剔出来了。再做熟，鱼肉中的刺就明显少了很多。也可以把鱼剁成块，鱼肉剁成块后，很多刺都能露出来，可以顺手把刺剔除，再炒、炖等刺

就没有了，吃起来不用担心鱼刺卡喉的危险。

2. 买鱼尽量买少鱼刺的，尤其是给小孩、老人吃鱼时先把刺剔除或挑无鱼刺部位吃，或者用搅拌机将鱼肉打碎，或将鱼肉去骨后做成鱼丸再食用

3. 吃鱼时尽量不要说话，更不能大声说笑

进食时自然产生吞咽的动作，如果进食的过程中说话，容易引起鱼刺卡喉。同时，因为说话或者谈笑，会因为注意力分散，对鱼刺的分辨力下降，从而引起鱼刺卡喉。

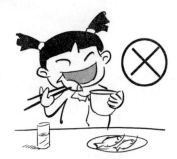

4. 细嚼慢咽，吐出鱼刺

在进食鱼肉时一定要细嚼慢咽，小心吞咽，切忌囫囵吞枣，大口吞食。如果在吃鱼时细嚼慢咽，感觉到鱼刺就吐出来，肯定不会被鱼刺卡到，还能使我们吃到肚里的食物消化得更好，何乐而不为呢？

（彭素清、李晓辉）

中　暑

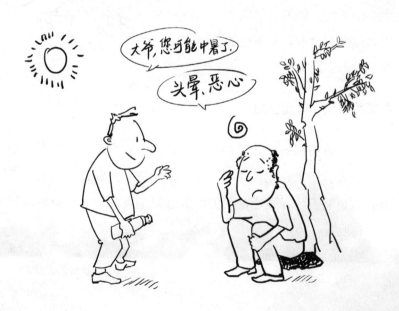

时值盛夏，刚退休的老陈，开始逐渐适应平淡而又幸福的晚年生活。一天午饭后他去亲戚家串门，走着走着，觉得两腿酸软乏力，冒汗，于是连忙喝了一大杯茶水，但还是很口渴，坐下来歇歇后还觉得头晕、胸闷、恶心、老陈心想是不是年纪大了犯心脏病了？于是赶紧走进附近的社区卫生中心，告诉值班医生："我浑身不舒服啊！"医生边给老陈量血压、听心律，边问情况，然后告诉老陈："您先别着急，可能是中暑了。""什么？中暑？"老陈心想，之前只听说过人家中暑，怎么也想不到自己也会中暑。

经过对症处理，尤其是喝了医生给的清凉盐水后，老陈感觉好多了。医生也看出了老陈的迷惑，就对他说："老陈，您今天回去好好休息，明天刚好有个关于中暑的健康讲座，有兴趣的话过来听听吧！"

中暑是指在高温和热辐射的长时间作用下，机体体温调节障碍，引起水、电解质代谢异常及神经系统功能损害的症状。

在酷热的环境中，人体体温会逐渐升高，身体机能会自行调节来降低体温，例如增加排汗和呼吸次数。但如果环境温度过高，这些生理调节不能有效地降低体温时，便会产生热衰竭等情况。热衰竭的症状包括头痛、头晕、恶心、胸闷、气促等。当体温升至 41℃ 或以上时，患者更会出现全身痉挛或昏迷等现象，称为中暑。此时，若不及时替患者降温等进行急救，便会有生命危险。

（一）中暑如何自我诊断？

1. 典型症状

（1）发热、乏力、皮肤灼热、头晕、恶心、呕吐、胸闷。

（2）烦躁不安、脉搏细数、血压下降。

2. 先兆中暑

高温环境下出现口渴、头昏、耳鸣、多汗、乏力、胸闷、心悸、注意力不集中等症状，体温不超过 38℃。

3. 轻症中暑

除了先兆中暑症状加重外，尚有：

（1）体温升高至 38℃ 以上。

（2）出现面色潮红或苍白，大汗，皮肤湿冷。

（3）出现血压下降、脉搏加快等。

4. 重症中暑

（1）热痉挛：多由于大量出汗丢失盐，致血中氯化钠浓度急速明显降低，肌肉突然出现阵发性的痉挛和疼痛，患者口渴、尿少，持续约数分钟后缓解。

（2）热衰竭：由于大量出汗发生水及盐类丢失引起血容量

不足，表现为头晕、头痛、心慌、口渴、恶心、呕吐、皮肤湿冷、晕厥或神志模糊，体温正常或稍偏高，不超过 38.5℃。

（3）热射病：典型表现为剧烈的头痛、头晕、恶心、呕吐、耳鸣、眼花、烦躁不安、意识障碍，严重者发生抽搐昏迷。

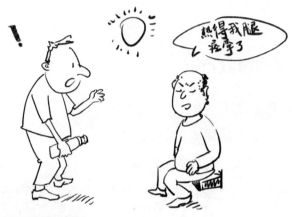

5. 中暑与常见病的区别

（1）急性脑血管疾病：脑出血可与中暑并存，或高温环境下急性脑出血主要表现为头痛、呕吐、进行性言语不清或抽搐等症状；而急性脑缺血性疾病多表现为一侧脸部、手臂或腿部突然感到无力、跌倒、不省人事。

（2）糖尿病酮症酸中毒及非酮症高渗性昏迷：多由急性感染、腹泻、饮食失调、食糖过多、严重精神刺激、停用或大量减少胰岛素等诱发，以发热、昏迷、失水甚至休克为主；非酮症高渗性昏迷多见于老年人，相当一部分老年人没有糖尿病病史，可见血糖、渗透压增高。

（二）中暑有何危害？

轻症及时处理，便可恢复；重症来势凶险，病情变化迅速，甚至危及生命。

（三）居家急救方法

（1）若在户外劳作，应立即停止活动，迅速脱离高热环境，将患者转移到阴凉通风的地方；做好环境降温，如室内放置冰块、冰水或利用空调，使室温迅速降低。

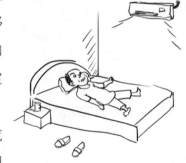

（2）解开患者衣扣，以万金油或清凉油或风油精等适量外擦两侧太阳穴、额部，可予以适当按摩。

（3）安置患者躺卧休息，给予清凉饮料，如：盐汽水、绿豆汤、淡盐水等，补充津液。

（4）若患者体温升高、皮肤灼热难耐，可用冷水毛巾湿敷、擦身，擦到皮肤潮红充血，慎用冰敷。

（5）经过初步处理症状未能缓解，应及时拨打120急救电话，或与就近的社区卫生服务中心联系进一步诊治，切勿延误。

（四）高危人群

（1）酷热、潮湿、空气不流通的环境下劳作者，不管是室内还是户外，都易中暑，例如环卫工人、建筑工人、养路工、夏季军训人员、炎夏长途跋涉者等以及在厨房、洗衣房内从事熨烫等工作人员。

（2）老年人。研究表明，中暑发病率随着年龄的增长而升高，重症中暑比例更大，且男性的发病率高于女性。

（3）肥胖者、体重超重人群、体质虚弱者、慢性病患者特别是高血压、心脏病者，发热、腹泻等感染者，患有甲亢、使用某些特殊药物、汗腺功能障碍等人士。

（4）饮酒者，尤其是长期饮酒人士。

（五）诱发因素

根据研究表明，97.98%中暑病例发生在6~8月，其中7月发病最多。夏季天气炎热、气温飙高、烈日暴晒，高温、湿度大及不通风环境下劳作且劳作强度大时间长，睡眠不足、过度疲劳等因素均可引起中暑。

（六）注意事项

（1）发生中暑后，应迅速将患者转移到阴凉通风处或空调房间，解开衣服，平卧，避免头部垫高，用冷湿毛巾敷头部，扇扇子，或吹电风扇，或用凉水（井水、制冷水）擦身后再吹风。

（2）经过简单处理后，患者的症状没有缓解，或者加重，应尽快拨打120急救电话或联系就近的医务人员，不要耽误时间。

（3）发生中暑后，不要过分紧张，避免情绪波动。通过改变环境、静卧休息、补充水分等方法，争取尽早恢复。

（4）中暑患者补充清凉饮料时，应采取少量多次饮用的方法，每次以不超过300ml为宜。切忌狂饮不止。因为，大量饮水不但会冲淡胃液，进而影响消化功能，还会引起反射排汗亢进，结果会造成体内的水分和盐分大量流失，严重者可以促使热痉挛的发生。同时，注意不要大量食用生冷瓜果，以免损伤脾胃阳气，使脾胃运动无力，甚至出现腹泻、腹痛等症状。

（5）中暑患者宜饮清淡易消化的流质或半流食物，忌油腻、辛辣、煎炸的食物，因为上述食物会加重胃肠的负担，使大量血液滞留于胃肠道，输送到大脑的血液相对减少，人体就会感到疲惫加重，更容易引起消化不良。同时，不要进补，因为中暑后，暑气未消，虽有虚症，进补过早，则会使暑热不易消退，或者是本来已经逐渐消退的暑热会卷土重来，得不偿失。

（6）特别注意"六个不宜"：不宜空调大开冷风吹；不宜电风扇直吹人体；不宜贪食冰冻西瓜；不宜大汗淋漓后洗冷水澡；

不宜带病游泳；不宜烈日暴晒游泳。

（七）预防措施

1. 防晒及避免长时间处在高温环境下

（1）炎夏时节，有条件者尽可能避免在早上 10 点至下午 4 点外出或户外劳作及运动。

（2）若一定要出门，要做好防护工作，如打伞、戴帽、戴太阳镜，酌情涂抹防晒霜。

（3）外出不要打赤膊，可避免吸收更多的辐射热。尽量穿着棉、麻、丝类的衣服，以浅色、宽松为宜，避免穿化纤品类服装，以免大量出汗时不能及时散热。

2. 居所与作息

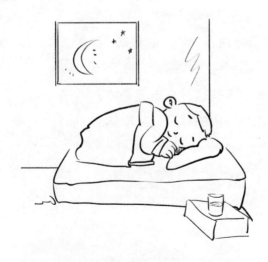

（1）保持居所的温湿度适宜，通风良好。夏季室内相对湿度高，空气又不流通，体温上升的同时，汗液难以排出，体内的热量就会积聚。老年人随着年龄增大，防止体温上升的发汗机能本身就在逐渐退化，加之室内的环境不利于汗液的蒸发，故更应注意室内温度和通风。

（2）不应长时间留在停泊了的车内。

（3）保证充足睡眠；高温的天气，人的体力消耗较大，容易疲劳，所以要保证充足的睡眠，使大脑和其他系统得到充分的休息，保持精力充沛，能有效防止中暑。

3. 摄入足够的水分

（1）足量：夏天人体水分流失大，要时刻注意补充水分，总量要足够，水分足够以口唇润泽、小便清长为宜。

（2）宜饮白开水或淡盐水：以白开水为宜，如在户外大量饮水，需要加适量盐。如在 1000ml 的水中，加入 1 克食盐。出汗过多，体内盐分减少，体内的渗透压就会失去平稳，从而出现中暑，而多喝些盐开水或盐茶水，可以补充体内失掉的盐分，从而达到防暑的功效。

（3）避免利尿饮品：避免喝含具有利尿功效的饮料，如茶或咖啡或酒类等利尿饮品。

（4）频饮：不要等到口渴才饮水，要少量多次饮用。喝水的时候尽量慢慢喝；尽量喝温开水，避免狂饮及过多喝冰水。

（5）夏季人体容易缺钾，而产生倦怠疲乏，可以吃橙子、香蕉等含钾离子较多的食物以及饮一些富含电解质、矿物质的运动饮料补充。

4. 老年人应警惕静态中暑

日本研究人员对 2002 年 7 月至 8 月间因中暑而接受治疗的 260 余名患者进行了调查，他们将中暑时的状态分为安静、劳动和运动三种，调查每个年龄段在每种状况下的中暑情况，结果发现，在安静时中暑者为 82 人，其中 70 岁以上的老人为 32 人，而 20 岁至 40 岁人士，安静时中暑者大多是在大量饮酒和服用某种药物之后。

研究者认为，上述调查显示，中暑者中有约 30% 是在室内等处于安静状态的时候中暑的，在安静状态下中暑者中又有 40% 以上是年逾七旬的老人。

故老年人应积极锻炼身体，参加健康有益的集体活动和力所能及的体育活动，保持环境通风良好，减少外出，避免在烈日下活动。规范慢性疾病的治疗，进食富有营养、易消化的食物。补充水分、盐和维生素，饮用含盐饮料（含 0.1%~0.3% 的食盐），防止腹泻等肠道传染病的发生。对于饮食减退、软弱无力、心悸、胸闷、精神差、反应迟钝等老年人，应考虑中暑的可能，并积极给予适当的处理。

5. 饮食防暑

夏日食谱可适当增加应节食品，预防中暑。

（1）绿豆具有消暑益气、清热解毒、润喉止渴、利水消肿的功效，绿豆汤有独特的消暑清热功效。

可取绿豆、冬瓜、海带、生姜、红糖适量，加水煲成汤水饮用。

（2）西瓜、哈密瓜、葡萄、香瓜等水果有助于防暑降温。

（3）苦瓜、丝瓜、冬瓜、芦笋等蔬菜，也同样有助于防暑降温。如可选择冬瓜（连皮带仁）、荷叶、薏米煲瘦肉汤，苦瓜、黄豆

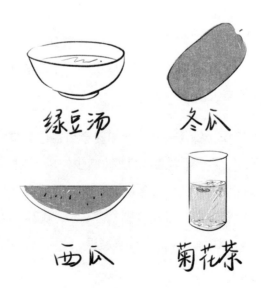

绿豆汤　　　冬瓜

西瓜　　　菊花茶

煲排骨汤等食用。

（4）金银花或菊花，开水泡代茶饮。

6. 心理防暑

炎热天气容易使人情绪烦躁，身体困乏，因此要注意保持平和心态和良好情绪，安然度夏。

（邓秋迎、宋成龙）

急性胰腺炎

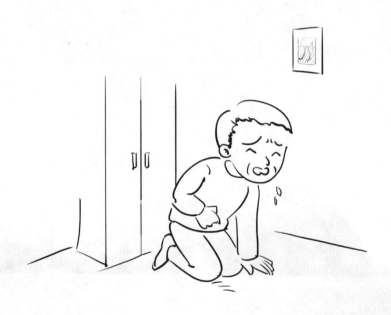

除夕夜，难得外地工作的儿女回家团聚，陈老伯亲自下厨操办了一桌好菜：红烧鱼、咕噜肉、狮子头、土鸡汤……在一片欢笑声中，不知不觉吃过了头：一开始老人家觉得肚子有点撑，不在意，睡觉前开始出现上腹部剧烈疼痛，以剑突下为主，呈持续性，伴呕吐，儿女们立即将其送至医院，医生诊断为"急性胰腺炎"，病情危重。大家都觉得很奇怪：陈老伯既往体健，白天好端端的一个人，怎么突然间就病得这么严重？

（一）怀疑与急性胰腺炎相关的典故

（1）亚历山大大帝——"宴会帝"。

《大英百科全书》记载："在一次超长的酒宴之后，他突然一病不起，10天之后就去世了。"

（2）英国国王亨利一世 ——一口气吃了太多鳗鱼，在痛苦中死去。

（3）瑞典的国王——阿道夫·弗雷德里克，疯狂折磨自己的消化系统，并最终搭上了性命。

1771年2月12日，国王进食一顿包括龙虾、鱼子酱、酸菜、烟熏鲑鱼、香槟的大餐，吃了14个他最喜欢的Semla（忏悔星期二的传统甜品）后猝逝。

随着人民生活水平的不断提升，急性胰腺炎发病率逐年增高，尤其重症急性胰腺炎起病凶险，占急性胰腺炎发病率的5%~10%，病死率高达30%~50%。

（二）胰腺——你所不知的"人横腰"

1. 奇妙的胰腺组织结构及正常生理

胰腺是人体中少有的内外兼修的"居士"，它 "隐居"在人体腹膜后。其知名度远不如胃、十二指肠、肝、胆，但胰腺分泌的胰液中的消化酶在食物消化过程中起着"主角"的作用，特别是对脂肪的消化。

外分泌腺（腺泡分泌胰液，腺管排出胰液）

胰液：每日分泌量：1L~1.5L；含水、电解质和蛋白质（消化酶：淀粉酶、蛋白水解酶、脂肪水解酶、核酸水解酶）。

内分泌腺（胰岛）

A细胞：胰高血糖素

B细胞：胰岛素

D细胞：生长抑素

2. 什么是急性胰腺炎

急性胰腺炎系由胰酶的自身消化引起，即胰酶在胰腺内被激活而发生胰腺自身的化学性炎症。

正常情况下，胰腺分泌出来的胰液是不会发生自身消化，因为胰液中的胰酶为酶原，没有活性。胰液流进十二指肠后，受肠激酶及胆汁的作用形成活性胰酶，进而消化食物。一旦胰酶在胰腺内被激活，即对胰腺本身起消化作用，进而引起胰腺组织水肿、充血、出血甚至坏死。

3. 典型症状

（1）腹痛：突发中上腹疼痛，常伴有腰背部疼痛。呈持续性刺痛、钝痛或刀割样疼痛。前倾坐位或屈膝卧位可部分减轻疼痛。

（2）呕吐：可伴恶心、呕吐食物或胆汁，少数可吐出蛔虫。呕吐不能使疼痛缓解。

（3）黄疸：部分患者可出现眼结膜及全身皮肤黄染。

4. 急性重症胰腺炎的表现

（1）发热：体温通常不超过 39℃。

（2）休克：如头晕、心跳加速、冒冷汗、四肢湿冷等。

（3）腹胀：全腹膨隆、板状腹。

（4）肤斑：腰部皮肤可出现蓝、绿、棕色斑及脐部皮肤蓝色改变，见于出血坏死型胰腺炎。

（三）急性胰腺炎有何危害？

急性胰腺炎发作可能导致局部出现胰腺坏死、胰腺脓肿、胰腺假性囊肿；胰岛细胞破坏后可继发糖尿病；严重时可出现全身水电解质、酸碱失衡，低血容量性休克，甚至器官衰竭、死亡。

（四）居家急救方法

居家发生急性腹痛时，要及时到医院就诊，尽早治疗。一定要切记，急性胰腺炎是病人自己无法处理的疾病，尤其重症胰腺炎死亡率很高，尽快到医院是上策，宁可不是也不要漏过。

1. 呼 120 急救

了解附近能提供 24 小时服务的医院所在，及时与当地急救中心联系，或由他人尽快送至医院进行治疗。

2. 禁食禁饮

一旦发生，立即禁食禁饮。保持安静，避免精神过度紧张。

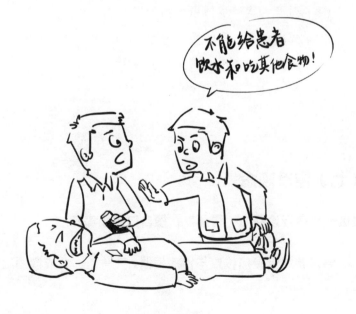

不能给患者饮水和吃其他食物！

（五）高危人群

（1）既往患有胆道结石或胰腺炎发作的病人。

（2）肥胖、高脂血症者。

（3）饮食不节制者。

（4）酗酒者。

（六）诱发因素

（1）饮食不节：暴饮暴食，高脂饮食。

（2）饮食不洁：进食受污染食品，胆道蛔虫感染。

（3）过度劳累：身体抵抗力下降。

（4）外感风寒：急性呼吸道感染。

（5）酗酒：过量饮酒也是常见诱因。

（七）错误观念

误区一：自行诊断为"胃痛"，擅自口服止痛药

急性胰腺炎腹痛位置与胃痛相似，又常在进食或饮酒后出现，容易误诊为"胃疼"，擅自服用止痛药物容易掩盖病情，而由于急性胰腺炎起病凶险，变化快，需要给予迅速、积极、有效的治疗，所以当在居家发现疑似情况应尽早到医院治疗，不宜见痛止痛，不宜犹豫耽搁导致治疗延误。

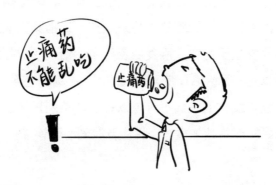

误区二：腹痛越重，病情越重

腹痛的严重程度与病情的严重程度、预后并不成正比，腹痛只是一个症状，不是一个独立的疾病，腹痛程度与局部器官的病变性质、病变部位、全身情况及个体对疼痛的耐受性（即人的感觉差异）等因素密切相关。腹痛剧烈不一定代表病情严重，反过来讲也一样，腹痛程度较轻不一定表示病情不严重。由于大多数老年人对疼痛的耐受性相对较高，所以，对于腹痛，不管其程度轻重，最重要的是要先明确它是由什么原因引起的，再做相应的治疗，而不能先入为主地依据其疼痛的严重程度来判断病情的轻重，尤其对于老年人的腹痛，即使症状轻微，家属也应该高度重视，尽早送老人家到医院检查治疗。

误区三：经常发作的腹痛不要紧

一些胆石症的老病号，在腹痛发作时，往往成竹在胸，认为服些对症的药物就会好转。有的甚至疼痛的性质和范围超越老毛病界限时，也认为挺一挺就能熬过去。其实，老毛病可以酿成新的祸端。因为胰管和胆管的共同开口在十二指肠乳头处，胆石症患者很容易发生胆源性胰腺炎。若延误诊治，形成弥漫性腹膜炎和感染性休克，将给治疗带来很大的困难，有时甚至有生命危险。所以，对经常发作的腹痛不可掉以轻心，特别是经过常规治疗，腹痛仍未好转而持续加重者，更应及时到医院诊治。

（八）预防措施

急性胰腺炎的教育方面，要做到"管住嘴，迈开腿"。控制血脂，避免酗酒，胆道结石患者应定期到医院复查，进行适当专科治疗。

1."管住嘴"：合理饮食，控制体重

在日常饮食中您应做到均衡饮食，多吃新鲜水果、粗粮，多吃不饱和脂肪酸（鱼类、植物油等）；低脂低胆固醇饮食：少吃肥肉、动物内脏、咸鱼等食物；每日应控制总热量，定时定量，少量多餐，每餐控制七分饱，达到或维持合适体重。

2. "迈开腿"：适当运动，贵在坚持

适当体育锻炼可以提高身体抵抗力，预防感染发生。运动的方式因人而异，一般可选择散步、慢跑、打太极、游泳等。运动量要适当，可根据身体状况而定。运动结束后以不感到疲劳为度。运动要量力而行、循序渐进，贵在坚持。

运动时间和频率也要掌握好。建议每周运动三至五次，每次运动半小时到一小时。切记运动前不要吃得太饱，饭后不能马上运动。

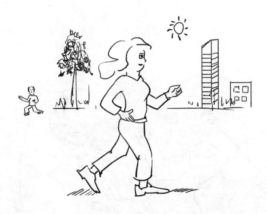

3. 治疗胆道结石：由胆道疾病引起的，病情稳定后，即应积极治疗胆道结石

4. 戒酒：酒精性胰腺炎病人，首要的是禁酒

（周春姣、林丽君）

跌 倒

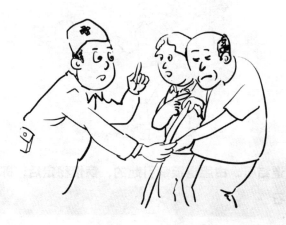

李伯早上去厕所时不慎跌倒，当时疼痛剧烈，不能自行起身，只好大声呼救，当时只有孙子小李在家，16岁的小李见状，十分紧张不知所措，问"爷爷，你怎么了？我先扶你起来吧！"李伯和孙子用尽全身力气也不能起身，李伯跟孙子说："你赶紧打电话给你爸爸，让他带我去医院吧。"

　　家属马上将李伯送至医院，医生诊断为股骨颈骨折，家属不解，马上询问医生："为什么跌倒了一下就骨折了呢？"孙子小李也十分疑惑地问道："爷爷跌倒的时候，我们该做什么呢，平时怎么预防老人家跌倒？"医生说："来，你们坐下，先别急，我为你们讲解一下跌倒的科普知识以及老年人在家跌倒后如何处理。"

　　跌倒是指人不能控制自己或非故意地倒在地上或其他较低平面上。老年人跌倒的后果较严重，主要为软组织损伤、严重软组织损伤（关节积血、脱位、扭伤）以及骨折（股骨、手臂、肋骨、髋部骨折）。跌倒是我国伤害死亡的第四位原因，而在65岁及以上的老年人中则为首位。

（一）跌倒的自我救助

1. 如果无剧痛、肢体不能活动等感觉，可以尝试自我起身，步骤如下

（1）如果是背部先着地，应弯曲双腿，挪动臀部到放有毯子或垫子的椅子或床铺旁，然后使自己较舒适地平躺，盖好毯子，保持体温，如可能要向他人寻求帮助。

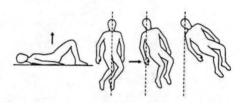

（2）休息片刻，等体力准备充分后，尽力使自己向椅子的方向翻转身体，使自己变成俯卧位。

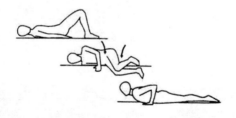

（3）双手支撑地面，抬起臀部，弯曲膝关节，然后尽力使自己面向椅子跪立，双手扶住椅面。

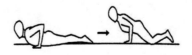

（4）以椅子为支撑，尽力站起来。

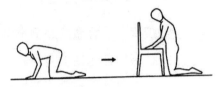

（5）休息片刻，部分恢复体力后，打电话寻求帮助——最重要的就是报告自己跌倒了。

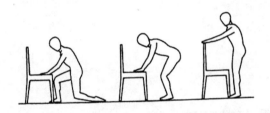

2. 损伤分级自我处理

Ⅰ级：如擦伤、挫伤、皮肤无伤口——消毒擦伤处，继续观察有无其余不适。

Ⅱ级：如扭伤、皮肤有伤口——需要冰敷，有出血者先用干净衣物，或毛巾，或手绢等止血包扎。

Ⅲ级：如身上有特别疼痛的地方，或者觉得自己的身体活动有障碍、骨折、意识丧失——不可自行随意移动身体及疼痛部位，应立即呼叫寻求帮助，或自行拨打 120 救护电话，等待专业急救人员来进行处理和转运。

（二）跌倒的并发症及其危害

老年人大多具有慢性疾病，故轻微的跌倒也可能会出现并发症，导致死亡。老年人的跌倒伤害包括擦撞、淤肿或撕裂伤、髋关节骨折、硬脑膜下出血、软组织伤害或头部外伤甚或死亡。有不少肢体受伤的老年患者，常因卧床过久引起一些并发症，如压疮、肺炎、泌尿道感染、血管栓塞、便秘及肠梗阻等，致使死亡率一直居高不下。

（三）居家急救方法

1. 呼叫 120 急救

了解附近能提供 24 小时服务的医院所在，立即护送老年人到医院诊治或拨打急救电话。

2. 判断患者意识

先尝试叫醒他，并同时查探患者是否有心跳、呼吸。如果发现老人心跳、呼吸停止，及时予以胸外按压，清理口腔异物，为医生的抢救争取时间。

3. 初步判断及检查

（1）检查局部有无疼痛、压痛、出血、青紫、肿胀、畸形、骨折等，应及时采取止血、包扎、固定等措施。

（2）仅出现局部摔伤、瘀伤，疼痛轻微的时候，老年人试图自行站起，协助老人缓慢起立，坐、卧休息并观察，确认无碍后方可离开；如需搬动，应保证平稳，尽量平卧休息。

（3）患者出现意识丧失时，不要急于扶起老人，而是等候医生到来，保持平卧位，以免发生二次损伤。

（4）如颈部、背部、腰部疼痛剧烈，局部压痛明显，疼痛部位肿胀，不能活动等，同时出现肢体的感觉减退或消失，肢体不能自主运动等，应考虑"脊柱脊髓损伤、外伤性截瘫"，禁止搬动老人，以免加重损伤。

注：因为如果发生骨折，越搬动骨折端越易错位，骨折断端易刺伤血管、神经，反而危害更大。

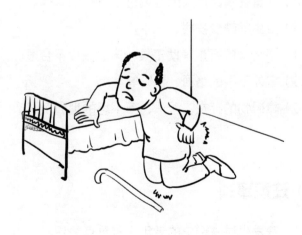

（四）跌倒的高危人群

（1）高龄老人。

（2）独居老人。

（3）步态紊乱和平衡功能差的老人。

（4）患有脑梗死、中风、老年性痴呆、抑郁等疾病的患者。

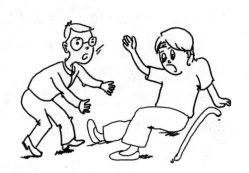

（五）环境因素

（1）夜晚光线昏暗。

（2）穿着易滑、过大的鞋或过于宽松的衣裤。

（3）卫生间缺少扶栏、把手。

（4）不合适的行走辅助工具；床的高度不合适。

（5）室外不平的路面、台阶等。

（6）障碍物的存在；湿滑、不平坦的地面及湿滑的浴室。

（六）注意事项

（1）曾发生过跌倒史的老年人需重点关注。

（2）独居老人要多关心。

（3）选择合适辅助工具，如拐杖等。

（4）尽量穿合身宽松的衣服，鞋子要合适。

（5）合理用药。

注意各药物的副作用，如安眠药可导致头晕，止痛药可能导致意识不清，镇静药有头晕、视力模糊的副作用，降压药可导致疲倦、低血压（药物过量），降糖药有低血糖（药物过量）风险，而抗感冒药可能导致嗜睡。

（6）生活方式。

转身、转头时动作一定要慢，避免到人多及湿滑的地方，放慢起身、下床的速度，使用交通工具时，应等车辆停稳后再上下。

（7）"起床三步曲"。

起床前平躺30秒，坐30秒，站30秒。无不适方可行走，如果出现眩晕应寻求家人帮助。

（8）尽量不要在家里登高取物，千万不可将椅子作为梯凳使用。

合理安排室内家具高度和位置，家具的摆放位置不要经常变动，日用品固定摆放在方便取放的位置，保持地面平坦、干燥。

（七）预防措施

多关心老年人，保持家庭和睦，给老年人创造和谐快乐的生活状态，避免使其有太大的情绪波动。

1. 加强健康教育，普及防跌倒知识，提高安全意识

通过健康教育，让老年人了解跌倒的后果、危险因素及预防措施，提高老年人的安全意识，减少跌倒的发生。

2. 创造良好的老年生活环境

避免老年人独居，同时对室内的家具摆放位置应该合理，移走对行走造成障碍的物体，保持地面平坦，楼梯、走廊、卫生间等地方安装扶手，室内光线充足、柔和，老年人应穿适合的防滑鞋。

3. 积极治疗有关疾病

积极治疗与老年人跌倒有关的疾病，如眼部疾病应及时予以矫正，神经系统疾病已经对病人造成肢体障碍时，可留人陪伴或者请陪护照顾。

4. 适宜的运动

可针对老年人肌肉力量、平衡功能下降的特点制定相应的锻炼计划，如散步、打太极拳等，而女性也可以进行广场舞等娱乐活动。鼓励老年人常年坚持适量的运动，建议老年人每天晒太阳30分钟或以上。

5. 合理饮食

膳食营养，保持均衡的饮食，多吃新鲜水果、粗粮、豆制品、鱼类、植物油等，适当补充维生素 D 和钙剂，预防及治疗骨质疏松，绝经期老年女性必要时可进行激素替代治疗，增强骨骼强度，降低跌倒后的损伤程度。

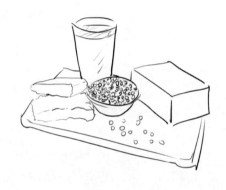

（傅秀珍、郑晓捷）